RECHERCHES CLINIQUES

SUR LE

TRAITEMENT DE L'EXCITATION MANIAQUE

PAR L'OPIUM

RECHERCHES CLINIQUES

TRAITEMENT DE L'EXCITATION MANIAQUE

PAR L'OPIUM

PAR

FRANÇOIS-EUGÈNE BRUN

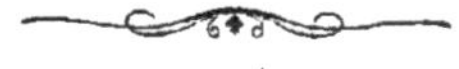

LYON

IMPRIMERIE A. STORCK

RUE DE L'HOTEL-DE-VILLE, 78

1880

RECHERCHES CLINIQUES

SUR LE

TRAITEMENT DE L'EXCITATION MANIAQUE
PAR L'OPIUM

L'observation de quelques cas de manie aiguë traités avec succès par le laudanum à doses progressives m'a suggéré l'idée de chercher, en m'appuyant sur des faits cliniques, si l'opium mérite son discrédit actuel dans le traitement de cette affection. Depuis le remarquable travail de M. Voisin qui, en 1874, a parfaitement établi l'utilité de la morphine contre certaines formes de lypémanie et a réuni une série d'observations d'une valeur incontestable, depuis cette affirmation posée par Meynert que la manie est ordinairement liée à un état congestif de l'encéphale, les opiacés ont été non seulement délaissés, mais encore considérés comme dangereux dans le traitement de cette forme de folie. Si, en effet, la lypémanie est améliorée et guérie par la morphine, n'est-on pas entraîné à refuser toute confiance à ce médicament dans le traitement de la manie, alors que l'opinion la plus accréditée rattache la première de ces affections à l'anémie artérielle ou à la stase veineuse encéphalique, et la seconde à la congestion active du cerveau.

En admettant que la manie et la lypémanie soient produites par des troubles vasculaires directement opposés, il paraît illogique de prétendre guérir ces deux affections par un même médicament, dont les effets curatifs seraient dus surtout à une action exercée sur les vaisseaux et la tension sanguine, en un mot, à un surcroît de l'activité circulatoire, à une congestion active du cerveau. Aussi est-il avéré qu'aujourd'hui l'opium est généralement abandonné dans le traitement des délires maniaques, de même qu'il est proscrit chez les paralytiques généraux. Cette exclusion d'un médicament si actif est-elle motivée ? Je n'ai pas besoin d'insister sur l'importance de cette question, ni sur l'utilité des conséquences pratiques qui découlent de sa solution dans un sens ou dans l'autre. La manie est en effet parmi les formes curables de la folie, l'une de celles qui se présentent le plus souvent au médecin et contre laquelle, il faut le dire, il est bien souvent désarmé. Je me propose ici de rechercher si les faits cliniques justifient cet abandon de l'opium, et si ce médicament n'est pas susceptible de rendre des services dans le traitement de l'excitation maniaque.

HISTORIQUE

Et d'abord quelques recherches bibliographiques éclairciront la question en établissant nettement son état actuel et les différentes phases qu'elle a traversées. Remonter dans ces recherches à une époque reculée et faire preuve d'érudition en essayant de découvrir l'opinion des médecins grecs ou romains me semble inutile, car si l'opium a dû être employé dès les premiers temps dans le traitement de la folie, il a dû l'être sans méthode, sans aucune donnée physiologique sérieuse, sans observation exacte du malade soumis à la médication. Il me paraît suffisant de commencer à l'époque de Pinel et d'Esquirol qui, les premiers parmi les aliénistes, sont entrés dans la voie franchement scientifique.

Dans ses ouvrages (1), Pinel consacre peu d'espace au traitement de la folie, et mentionne l'opium sans lui accorder une attention particulière et lui attribuer une action curative supérieure à celle des autres antispasmodiques et anesthésiques. Du reste, la matière médicale paraît n'avoir pour lui qu'une importance secondaire dans le traitement de l'aliénation, et le chapitre où il en parle est intitulé : *De l'usage de certains remèdes plus ou moins actifs et propre à seconder les mesures du traitement général.*

Esquirol (2) dit à l'article manie, dans le deuxième volume de son traité des maladies mentales, qu'une jeune personne aliénée ayant été guérie après avoir avalé un onguent qui ne contenait pas moins de vingt-quatre grains d'opium, l'attention des praticiens se dirigea particulièrement vers les effets des narcotiques. Pour lui, un état pléthorique contre-indique formellement l'emploi de ce médicament. Passant en revue l'opinion des aliénistes sur cette importante question, il nous apprend que Morgagni prescrivait l'opium dans la manie et guérit plusieurs malades en les soumettant à l'usage de l'infusion de pavots ; que les médecins anglais surtout ont obtenu de nombreuses guérisons après l'administration de doses très considérables d'opium.

Guislain de Gand (3) accorde plus d'attention à l'étude des médicaments susceptibles d'influencer favorablement la folie et indique nettement le traitement de la

(1) Pinel. *Traité médico-philosophique de l'aliénation mentale.* 2me édition, 1810.

(2) Esquirol. *Traité des maladies mentales.* 2me volume. Article Manie.

(3) Guislain. *Traité sur l'aliénation mentale et les hospices d'aliénés.* Amsterdam, 1824.

manie par l'opium administré à doses progressives. Il établit les divergences qu'a fait naître l'emploi de ce médicament dans l'excitation maniaque, et montre les aliénistes les plus réputés en contradiction complète sur ce sujet. Son opinion personnelle se rapproche tout à fait de celle d'Esquirol : l'opium est à ses yeux un médicament qu'il ne faut pas toujours employer dans la manie, mais dont les indications doivent être tirées de ses effets physiologiques et de l'espèce nosologique de l'affection qu'on se propose de traiter. Comme il ne détermine la sédation qu'après avoir suscité dans l'appareil circulatoire et les fonctions intellectuelles un état d'exaltation qui, sans être absolument le même que celui qui suit l'introduction des boissons spiritueuses dans l'estomac, y ressemble cependant beaucoup, il doit être rejeté toutes les fois que le malade sera pléthorique et robuste, toutes les fois, en un mot, que l'aliénation se trouvera liée à une « turgescence vitale » de l'encéphale. Dans ce cas, en effet, il ne pourrait qu'exagérer les symptômes morbides ; et des aliénés traités à contre-temps par l'opium seraient devenus beaucoup plus agités. De plus, chez les maniaques constipés, arthritiques, dans les cas de suppression d'un flux sanguin habituel, l'opium ne doit être employé que concurremment avec d'autres moyens susceptibles de contrebalancer la fâcheuse influence de ses complications. Il faudra avoir recours aux déplétions sanguines lorsque l'écoulement hémorrhoïdal menstruel aura été supprimé, donner des lavements, des purgatifs aux malades constipés. Enfin, d'après son expérience personnelle, l'opium est particulièrement indiqué dans les cas où l'insomnie est très marquée, comme l'avaient déjà avancé Cullen et Bernard Huet. Passant en revue les divers traités d'alié-

— 9 —

nation, il nous apprend que Van Swieten vante l'opium
dans la manie survenue à la suite de la suppression des
lochies, qu'Esquirol l'emploie dans la manie avec
grande tension nerveuse, dans celle qui survient chez
les sujets très sensibles et très irritables ; que dans le
delirium tremens il est considéré comme un médicament héroïque par une foule d'auteurs, tels que Sutton,
Trotter, Gunther, Kriebel et Topker. Cependant avec
Hufeland il fait encore quelques réserves pour les cas où
l'on aurait affaire à un sujet pléthorique et conges-
tionné. Puis vient l'énumération de cures merveilleuses :
des maniaques furieux ont été guéris en quelques
heures par les opiacés administrés à doses massives ;
ainsi le docteur Brandreth obtint au bout de quelques
heures un calme complet chez un maniaque furieux
auquel il fit prendre quatre cents gouttes de laudanum.
Quant aux doses et au mode d'administration qu'il con-
vient d'adopter, voici ses conclusions : l'opium étant
très bien toléré par les aliénés, leur doit être donné à
hautes doses tout en procédant graduellement pour en
étudier les effets et éviter les accidents. Ainsi on pourra
commencer par deux grains et arriver rapidement jusqu'à vingt.

M. Michéa(1), dans un mémoire publié en 1853, donne
cinq observations de maniaques traités par l'opium et
quatre fois avec succès. Certaines de ces observations
sont très intéressantes au point de vue qui nous occupe, en ce sens que les malades avaient déjà présenté
auparavant des accès de manie qui, traités différem-
ment, avaient eu une durée plus longue. Pour cet au-

(1) Michéa. *Gazette médicale de Paris*, 1853. Recherches expérimentales sur l'emploi de l'opium.

teur, l'abandon de l'opium dans le traitement de l'aliénation est une faute grave; il en donne pou preuve les succès obtenus par les médecins anglais, qui en font un large emploi. Ainsi, dit-il, M. Philips, de l'asile de Bethnal, le recommande surtout dans la manie avec grande excitation. Selon M. Alexandre de Satherland, les opiacés rendent les plus grands services, non seulement dans les paroxysmes de la manie, mais encore dans la folie puerpérale. Cet auteur les a employés sur une grande échelle pendant une période de vingt ans, et n'a jamais constaté aucun résultat fâcheux. C'est toujours à hautes doses qu'on a prescrit les opiacés en Angleterre dans le traitement de la folie. Les aliénistes de ce pays attribuent les insuccès qu'on peut leur reprocher à la timidité et à l'indécision qu'on a mises dans leur usage. Ils pensent que, largement employés, ces moyens manquent rarement leurs effets dans les cas curables; ils conseillent d'en continuer l'administration et d'en augmenter les doses jusqu'à ce qu'on voie le sommeil survenir et l'excitation se calmer. Ils prétendent que, donnés à petites doses, ils augmentent le délire au lieu de l'apaiser, et qu'en prescrivant les opiacés, il faut toujours chercher à produire l'effet sédatif et non pas l'effet stimulant de ce remède.

Voici quel était le *modus faciendi* de M. Michéa. Il administrait le narcotique à doses progressivement croissantes, en ayant soin d'en suspendre l'emploi pendant un certain temps, puis d'y revenir à plusieurs reprises, et en poussant les doses jusqu'à un commencement d'intoxication. Quand, au bout d'un certain temps, ordinairement après deux mois, l'usage du narcotique ne produisait aucun résultat favorable, il était définitivement abandonné.

Dans un mémoire publié en l'année 1855, Baillarger (1) vante également les opiacés dans le traitement de la manie et cite des observations d'une très grande valeur. Pour lui, l'opium est indiqué dans presque tous les cas de manie, mais il l'est surtout chez les malades affaiblis, pour lesquels les bains ne sont pas sans danger. Comme M. Michéa, il constate que les médecins anglais et allemands l'ont employé dans le traitement des maladies mentales bien plus souvent qu'on ne le fait en France. Depuis deux ans qu'il en fait usage, il a pu reconnaître que ce médicament est très souvent utile et jamais dangereux. Il a même eu à s'en louer dans plusieurs cas de délire aigu, et contre l'excitation maniaque des paralytiques, où ses effets ont été les mêmes que dans la manie simple.

Dans un travail qui date de 1859, M. Legrand du Saule (2) vante l'opium dans la manie comme un excellent médicament. Il détaille huit observations de maniaques guéris par ce moyen, et les fait suivre des réflexions suivantes : « Je tiens à poser ce principe important, à savoir que pour moi le manomètre de la médication, la soupape de sûreté, si je peux me servir de cette expression, réside dans le surcroît d'agitation et dans l'exaspération de tous les symptômes maniaques sous l'influence de l'agent narcotique; c'est à ce point que je n'ai jamais vu rester incurable un malade qui, placé sous l'empire de l'agent stupéfiant, ait présenté une sensible exagération de tous les phénomènes pathologiques précédemment observés, tandis que je

---

(1) Baillarger. *Annales médico-psychologiques*, 1855.

(2) Legrand du Saule. *Recherches cliniques sur le mode d'administration de l'opium dans la manie*. Annales médico-psychologiques, 1859.

n'ai jamais vu guérir un individu chez lequel l'opium ait déterminé de la dépression dès les premiers jours. En deux mots, lorsqu'un malade subit l'entraînement opiacé, s'il s'agite en raison directe de la dose du médicament, il guérit; s'il s'affaisse, au contraire, dès le début, il faut abandonner sur-le-champ cette médication, sous peine de voir apparaître bientôt des accidents. »

Voici la manière de procéder de M. Legrand du Saule. Il débute par quelques bains et un purgatif, puis administre deux et demi à cinq centigrammes d'extrait thébaïque dans une potion de 120 grammes à prendre dans les vingt-quatre heures. Tous les deux jours, il augmente la quantité du médicament de deux centigrammes et demi, si bien qu'en peu de temps on arrive à 40 ou 50 centigrammes. Lorsqu'il y a lieu de supposer que l'excitation maniaque est arrivée à sa plus haute puissance, suppression brusque de la médication. En général, à partir de ce moment, tous les phénomènes pathologiques vont s'amendant, et dans un espace de temps, qui varie entre huit et trente-cinq jours, l'aliéné entre en convalescence.

Marcé (1) considère l'opium comme un médicament d'une utilité incontestable dans la manie, mais dont il faut savoir choisir et le mode d'emploi et les indications. Pour lui, quand l'agitation est violente, quand le sujet a le pouls fort développé, la face congestionnée et vultueuse, l'opium ne donne aucun résultat avantageux, soit qu'on l'emploie à petites doses, soit qu'on use de doses plus élevées; il serait même nuisible en favorisant le mouvement congestif vers la tête, et en

---

(1) Marcé. 1º *Traité de la folie des femmes enceintes*; 2º *Traité des maladies mentales*, 1862.

augmentant l'incohérence des idées et la violence de l'agitation. Mais l'opium devient très utile au déclin de l'état maniaque, quand il reste seulement une grande mobilité nerveuse, de l'insomnie et une incohérence d'idées indépendante de toute excitation et semblant indiquer une sorte d'atonie des fonctions nerveuses. Dans ce cas, l'opium, donné à doses progressivement croissantes, ramènerait le sommeil, régulariserait les fonctions intellectuelles et produirait une amélioration rapide. De toutes les préparations opiacées, la préférable serait le laudanum de Sydenham et surtout l'extrait thébaïque. La dose quotidienne, qui variera entre 5 et 20 ou 25 centigrammes, doit être prise le soir en une seule fois, ou dans le cours de la journée à doses fractionnées.

Dans la manie puerpérale, tout en regardant l'opium comme capable de rendre de grands services et d'amener à lui seul des guérisons remarquables ainsi qu'il en cite des observations, il pense qu'il est surtout indiqué au début du délire, quand on peut espérer encore de voir la maladie s'arrêter dans sa marche, et plus tard dans la période de déclin, si l'insomnie et la mobilité nerveuse constituent les symptômes prédominants.

Griesinger (1) parle peu du traitement de la manie par l'opium. Cependant il dit que ce médicament réussit bien dans la manie puerpérale et dans le *delirium tremens*. Il a soin de faire remarquer que pour obtenir de bons effets, il ne faut pas l'employer à petites doses, car on ne produit alors rien de bon ni de durable; qu'il faut, au contraire, le donner à doses élevées et pendant longtemps, c'est-à-dire commencer par un grain,

(1) Griesinger. *Traité des maladies mentales*. Zurich, 1865.

monter jusqu'à six grains deux fois par jour, et continuer pendant plusieurs semaines. Il fait aussi remarquer que la morphine paraît être moins utile que l'opium, que seul M. Guislain lui attribue des effets plus avantageux.

Dans son remarquable travail de 1874, M. Voisin dit que ce médicament est très nuisible dans les formes congestives et inflammatoires de la folie et surtout chez les sujets athéromateux.

Les annales médico-psychologiques renferment des observations intéressantes au point de vue qui nous occupe. Dans le recueil de l'année 1868, se trouve la traduction, par M. Laffite, d'un mémoire de M. Beirao, médecin aliéniste à Lisbonne, dans lequel est relaté un cas de manie guérie en quatorze jours par les injections hypodermiques de morphine à doses croissantes.

Le docteur Henné, en 1871, cite trois observations de manie par l'opium qu'il considère comme un excellent médicament dans les formes anémiques. Ces résultats sont contestés par le docteur Brosias qui attribue ces succès à l'administration simultanée des toniques.

Dans le recueil de cette même année 1872, on lit une observation de M. Schule où la morphine a triomphé rapidement d'une manie que l'auteur qualifie de névralgique. Pour lui, en effet, le point de départ de l'état irritatif de l'encéphale qui produit la manie se trouve quelquefois à la périphérie du système nerveux et résulte alors de sensations douloureuses siégeant soit dans la région précordiale, soit dans les nerfs intercostaux, etc., etc.

Dans cette espèce nosologique seulement, le médecin d'Illenau admet l'utilité de la morphine qui, dit-il, est unanimement considérée comme inefficace dans la

manie récente. Il pense également que l'opium doit
être employé de préférence à cet alcaloïde « dont il
possède toutes les propriétés alors que l'inverse n'est
pas. »

Cette exposition succincte des idées soutenues par les
aliénistes les plus distingués, démontre clairement que
nulle part les indications, le mode d'administration,
d'efficacité de l'opium dans la manie n'ont été établis
d'une manière certaine et que tous ces points sont
encore contestés.

D'un côté, Esquirol, Guislain, la grande majorité des
aliénistes anglais, Legrand du Saule, Marcé, Henné
préconisent l'opium dans la manie à moins qu'elle ne
coïncide avec un état pléthorique accentué ; de l'autre,
MM. Michéa et Baillarger l'administrent dans toutes les
formes d'excitation, quelle qu'en soit la nature, et ce
dernier auteur ne craint point de le donner contre
l'agitation qui survient si souvent chez les paralytiques
généraux. Puis il faut encore tenir compte de quelques
idées particulières : ainsi, M. Krafft-Ebing se mettant en
contradiction complète avec ses prédécesseurs, affirme
que l'opium est toujours nuisible dans la manie, surtout dans les formes anémiques ; M. Schule ne le croit
efficace que dans les manies qu'il appelle névralgi-
ques.

Actuellement, depuis les travaux récents des aliénistes allemands et de Meynert qui rattachent la manie
à un état congestif de l'encéphale, l'opium et ses alcaloïdes sont considérés comme très dangereux dans la
manie qu'ils ne feraient qu'aggraver en activant la circulation et déterminant la dilatation des capillaires du
cerveau.

Cet abandon d'un médicament aussi actif paraît résulter plutôt d'idées purement théoriques que de résultats cliniques prolants. Je me propose ici d'étudier la question, non pas en cherchant à établir une idée nouvelle sur les troubles vasculaires ou les lésions histologiques qui produiraient la manie, ni en voulant prouver que l'opium agit tout autrement qu'on ne le croit sur l'appareil circulatoire; mes prétentions sont plus modestes: je veux rester sur le terrain purement clinique et ne m'appuyer que sur des faits pour mettre en évidence, autant que je le pourrai, l'utilité de l'opium dans la manie.

Cependant je ne crois pas trop m'avancer en disant qu'à notre époque la nature intime de la manie, et certains effets physiologiques de l'opium demeurent encore inconnus.

La manie, en effet, n'est pas, comme le pensaient les anciens aliénistes, une entité morbide, comme par exemple la rougeole ou la variole, mais bien le symptôme d'un état pathologique de l'encéphale pouvant se produire dans diverses conditions dont quelques-unes nous sont, il est vrai, encore inconnues. Comme le vomissement est produit tantôt par une affection de l'estomac, tantôt par une lésion de l'intestin, du foie ou du cerveau, ainsi la manie, ou pour mieux dire, l'excitation maniaque, se rencontre soit dans la méningo-encéphalite, soit dans l'alcoolisme, soit dans l'hystérie, en un mot, dans les conditions les plus diverses, dans l'anémie comme dans la pléthore. Personne ne récuse plus l'existence des manies anémiques guérissant parfois avec rapidité sous l'influence des toniques et ce seul fait reconnu par tous suffit pour ruiner la théorie exclusiviste qui rejette radicalement l'opium dans le traitement de la manie, parce que l'opium congestionne l'encéphale. Si telle est, en effet, la véritable action de ce médicament, il doit être employé de préférence à tout autre dans le traitement de l'excitation maniaque qui reconnaît l'anémie pour point de départ.

D'un autre côté, malgré les importants travaux de Claude Bernard, de Magendie, de Vulpian, de Gubler, de Bouchut, la lumière est encore loin d'être faite sur certaines propriétés physiologiques de l'opium. Ce médicament est en effet très complexe, et suivant la dose, le mode d'administration, on peut en obtenir des effets différents. Il est inutile, je pense, de rappeler la différence d'action de l'opium brut et des alcaloïdes qui en sont extraits. Quoi qu'il en soit, son action sur la circulation encéphalique est encore si mal connue que parmi les auteurs contemporains, les uns admettent qu'il y a congestion, les autres qu'il y a anémie cérébrale dans l'empoisonnement produit par son ingestion à doses élevées. Du reste, ceux-là mêmes qui défendent avec le plus d'ardeur ses propriétés congestivantes le donnent dans la méningite cérébro-spinale épidémique, et M. Baillarger dit n'avoir eu qu'à se louer de son emploi contre l'excitation maniaque des paralytiques généraux.

La solution de ces problèmes demande des recherches physiologiques et cliniques qu'il n'est pas permis à tout le monde d'entreprendre. Pour ma part, je ne peux aborder que le côté purement pratique de cette vaste question, et rapporter les observations que j'ai pu recueillir et chercher à en tirer quelques déductions.

Cependant je crois qu'il y a lieu de faire ressortir ici ce fait que, d'après plusieurs auteurs, l'action vasculaire de l'opium serait dominée par son action propre sur l'élément nerveux.

Ainsi Gubler, dans ses leçons de thérapeutique, pense que l'action de l'opium peut être aussi bien directe sur le système nerveux, que médiate par l'intermédiaire des vaisseaux. Dans ses leçons sur les nerfs vaso-moteurs, il cite l'opinion du docteur Bordier, qui a prouvé la conformité parfaite des tracés sphygmographiques pris chez les sujets narcotisés et ceux qui sont plongés dans le sommeil physiologique. Lui-même conclut à l'analogie complète du sommeil de l'opium et du sommeil naturel qui, d'après les idées actuelles, s'accompagne toujours d'anémie cérébrale.

M. Forget, dans un mémoire inséré en 1855 dans le *Bulletin de thérapeutique*, est très explicite sur cette action sédative de l'opium. Pour lui, ce médicament agit essentiellement sur l'élément nerveux malade, que cette maladie se manifeste par la douleur, le spasme ou le délire. « C'est, dit-il, un sédatif direct, le sédatif par excellence, et c'est toujours comme sédatif qu'il agit, même quand il modifie les flux morbides. Cette action anexosmotique elle-même serait un effet indirect secondaire à la sédation primitive. Du reste, l'effet sédatif pourra varier ou même faire défaut, selon les circonstances. Ainsi, l'exaltation nerveuse consécutive à la fluxion sanguine, à l'inflammation, contre-indique l'opium, sous prétexte que lui-même est un agent fluxionnaire, qu'il détermine la stase du sang dans les capillaires. Mais on ne peut nier qu'il y ait des exceptions à ce principe, et l'on voit beaucoup d'affections fluxionnaires où l'opium rend des services éminents. Ici, la pratique l'emporte sur la théorie. Le triomphe incontestable de l'opium se rencontrerait dans les cas de lésion primitive isolée de l'élément nerveux, dans les névroses dites essentielles. La névrose

peut exister avec excès ou avec défaut de force, avec
hyperdynamie ou adynamie. L'opium a plus de chances
dans l'adynamie, mais ici encore l'observation fait loi
et constate l'efficacité de l'opium, même dans l'hyperdynamie. »

Cette action sédative de l'opium sur l'élément nerveux, pourrait peut-être servir à expliquer l'influence
heureuse que ce médicament m'a paru exercer dans
divers cas de manie, dont le diagnostic nosologique
était très varié, ce qui devient impossible si l'on admet
qu'il agit surtout par l'intermédiaire de modifications
vasculaires.

Quoi qu'il en soit, je passe maintenant à la partie la
plus importante de ce mémoire, c'est-à-dire à l'exposé
des faits cliniques qui, en l'absence d'une théorie satisfaisante, peuvent seuls donner une solution empirique,
mais au moins positive, de cette question si intéres-
sante : l'opium doit-il être employé dans la manie ?

Parmi les observations que je vais rapporter, les unes
ont été recueillies par moi-même à l'asile de Bron, un
petit nombre m'a été communiqué; enfin, j'ai cru
devoir ajouter les plus intéressantes de celles que j'ai pu
rencontrer dans les divers traités d'aliénation.

Manie puerpérale guérie par l'opium. (Marcé, *Traité
de la folie des femmes enceintes*, page 255, observation 39.)

OBSERVATION I

Le 18 décembre, madame X... était en mal d'enfant
depuis trois heures, quand, à mon arrivée, je trouvai
les membranes rompues depuis le commencement, un
bras pendant entre les cuisses de la femme, et l'utérus

se contractant avec force. Après trois heures de tentatives pour opérer la version, et pendant lesquelles deux fortes saignées, un bain et deux grains d'opium furent prescrits, la version s'opéra facilement, l'enfant vint au monde momentanément asphyxié, et l'extraction du placenta s'opéra sans difficulté.

Dans la matinée du 19, la malade se plaignit d'une douleur du ventre, qui était légèrement ballonné et sensible ; les lochies coulaient à peine (30 sangsues sur le ventre et cataplasmes.)

Le soir et le lendemain 20, on fait une seconde et une troisième application de sangsues, la dernière suivie de frictions mercurielles sur les cuisses.

Il survint un amendement prononcé ; seulement, le 23, on remarquait chez cette femme beaucoup de loquacité et d'incohérence dans les idées.

Le 24, le regard était fixe et menaçant, des injures et des propos menaçants se faisaient entendre ; la manie se développait pendant que la métro-péritonite allait en diminuant.

Le 25 et le 26, le même contraste s'observait dans la marche de la maladie ; les lochies reparaissaient.

Du 27 au 30, la manie seule persiste par paroxysmes qui se succèdent irrégulièrement, et pendant lesquels la malade injurie tout le monde. Dans les moments de rémission, elle était plus tranquille, parlait à voix basse et divaguait toujours, mais elle ne trouvait aucun moment de sommeil.

La malade n'éprouvant au bout de quelques jours aucune amélioration, on la traita par l'extrait aqueux d'opium, d'abord à la dose de deux grains par jour, en augmentant progressivement d'un grain par jour jusqu'à celle de dix grains qui ne fut pas dépassée.

Vers le 14 janvier, une amélioration s-nsible se manifesta ; les paroxysmes revenaient plus rarement, la femme était beaucoup plus tranquille et dormait quelques heures chaque jour.

Le 20, elle a recouvré toute sa rai-on et ne se plaint plus que d'une grande faiblesse qui a disparu au bout de quelques jours sous l'influence d'un régime fortifiant.

OBSERVATION II

M. Michea. *Gazette médicale de Paris* 1853. (Recherches expérimentales sur l'emploi de l'opium dans l'aliénation mentale).

M. R..., ancien lieutenant de cavalerie, aujourd'hui employe dans un grand établissement industriel de Paris, est âgé de 49 ans. Il ne compte pas d'aliénés parmi les membres de sa famille. Sobre dans les plaisirs de la table, il a beaucoup abusé des jouissances vénériennes. Il a toujours été d'un caractère entier et très irritable.

En 1842, il eut un violent accès de manie furieuse qui fut combattu par des saignées abondantes et des bains prolongés. Cet accès dura environ cinq mois. Au bout de ce temps, le malade revint complètement à la raison. A la fin de février 1850, M. R... est repris d'un second accès. Il sort un matin de sa chambre, à moitié vêtu, et il se rend dans un café où il avait eu la veille une altercation au sujet de la politique. Il demande l'adresse de son adversaire, afin de le provoquer à se battre. Arrêté sur la voie publique, où il ameutait les passants par sa physionomie égarée et sa violence de langage, il est conduit à la préfecture de police.

Il entre à la maison de santé le 1er mars.

Le 2, il est dans l'état suivant: il offre une grande agitation, il parle avec une extrême volubilité, il tient mille propos incohérents, il chante, il crie, il danse. Par moments il répond convenablement aux questions que je lui adresse sur son âge, sa profession, sa famille, etc., puis il délire de nouveau. Il converse avec des personnes imaginaires; il imite les gestes et la voix des enfants. Il déclame des morceaux de poésie dramatique; il improvise des vers qui manquent de mesure, mais où la rime est presque toujours juste; il a une incroyable facilité à trouver ces rimes et une tendance continuelle à faire rimer tous les mots qu'il prononce. Pouls fréquent sans chaleur à la peau.

Le 3, mêmes symptômes. Potion avec un centigramme de chlorhydrate de morphine. Le médicament est augmenté chaque jour d'un centigramme pendant dix jours.

Le 14, amélioration très notable; moins d'agitation, moins de chants, moins de cris. Encore quelques paroles incohérentes. Le malade, qui a pris hier 11 centigrammes de chlorhydrate de morphine, a quelques nausées.

Du 14 au 23, la dose est diminuée chaque jour d'un centigramme. Le 24, la convalescence est complète.

Le 1er avril, M. R... sort de l'établissement tout à fait guéri. Ce malade, qui occupe actuellement un emploi aux Invalides et dont j'ai très souvent des nouvelles, continue à jouir de la plénitude de sa raison.

Ce cas est intéressant, en ce qu'il permet de mettre en parallèle, chez le même sujet, l'emploi de deux méthodes de traitement. En effet, le malade, qui avait eu un premier accès huit ans avant le second, accès contre lequel on avait mis en usage les émissions sanguines et les bains tièdes prolongés, ne recouvra la raison qu'au bout de cinq mois. Au second accès, sous l'influence du chlorhydrate de morphine, la guérison fut observée au bout d'un mois.

OBSERVATION III

Baillarger. (*Annales médico-psychologiques*, 1855, page 555.)

Une jeune fille de dix-neuf ans fut arrêtée, à une gare de chemin de fer, dans un état d'agitation maniaque et conduite à la Salpêtrière le 18 mars 1855. A son entrée, elle offrait tous les signes d'une manie aiguë. Elle ne dormait pas, criait, menaçait, et une très grande incohérence régnait dans ses paroles. La malade avait ses règles. On commença immédiatement l'emploi de l'opium à doses de 5 centigrammes. Au bout de quatre jours, la malade prenait 15 centigrammes en une seule dose, le soir à huit heures. Des vomissements qui survenaient le matin et quelquefois dans la journée, forcèrent à suspendre le médicament. L'agitation et l'insomnie avaient persisté, à part une ou deux nuits assez calmes. Quelquefois, après une nuit très agitée et sans sommeil, nous trouvons la malade dormant le matin. Après cinq jours d'interruption, l'opium fut repris le 1er avril et porté de nouveau en quelques jours à la dose de 15 centigrammes. On obtint ainsi des nuits meilleures, et le matin surtout la malade était presque constamment assoupie. L'agitation recommençait ordinairement vers onze heures du matin. Dès le 15, on put cesser l'emploi de la camisole de force. Le 20, la jeune malade commença à travailler un peu. La dose d'opium fut alors diminuée et le retour de l'agitation n'eut pas lieu.

Cette amélioration ne fut cependant pas de longue durée, et au commencement de mai, l'agitation reparaissant, on augmenta la dose d'opium, qui fut bientôt portée à 18 centigrammes. Le 10 mai, le calme était déjà graduellement revenu, et le 15, la malade faisait elle-même sa chambre et travaillait à la couture dans la journée. Le mieux devient de plus en plus prononcé, et le 25, l'opium qui avait été porté à la dose de 20 centigrammes, fut réduit à celle de 12 centigrammes. A la fin du mois de mai, les règles, suspendues depuis deux mois et demi, reparurent et durèrent cinq jours. L'abondance de l'écoulement fut telle, qu'on dut laisser la malade couchée. L'agitation redevient de nouveau très violente, on est obligé d'employer encore la camisole de force. La malade crie, injurie les personnes qui l'entourent et cherche à les frapper; elle a des idées de grandeur, prétend être impératrice; elle croit sans cesse voyager en chemin de fer, et son délire offre le caractère le plus général. L'opium est porté à 20 centigrammes, le calme ne reparaît que le 15 juin environ ; la malade peut de nouveau être laissée libre et recommençe bientôt à travailler. Comme nous l'avons vu, elle avait perdu beaucoup de sang pendant ses règles, et depuis lors sa figure était restée très altérée et amaigrie. Dès le 10 juin, on avait commencé l'usage du fer réduit et des préparations de quinquina, tout en continuant l'opium. Les règles reparurent le 20, assez fortes, mais beaucoup moins qu'au commencement du mois. Il y eut quelques moments d'agitation, mais à un faible degré. La malade continuait à prendre 20 centigrammes d'opium, et dès le 24 l'équilibre est presque entièrement rétabli. Depuis ce moment, le calme a été en augmentant. Dès le commencement de juillet, la malade est tout à fait bien ; elle sort guérie le 20 du même mois.

Le jour même de sa sortie, les règles reparurent, elles n'avaient été précédées d'aucune insomnie ni d'aucune tendance à l'agitation. Ajoutons que la malade, dans le cours d'un traitement de deux mois et demi, avait pris sept à huit fois des purgatifs et quelques bains dont la durée n'était pas de plus d'une heure.

Je crois devoir faire remarquer que l'apparition des règles dans le cours de la maladie n'a pas été seulement la cause d'une recrudescence, mais que l'abondance du flux menstruel pendant quatre ou cinq jours avait beaucoup affaibli la malade et que la physionomie était profondément altérée. Aurait-on pu dans ces circonstances, attendre un bon effet des bains prolongés ? Nous ne le pensons pas et nous avons vu dans quelques cas de ce genre la manie se transformer en délire aigu et entraîner la mort. C'est alors surtout que l'opium peut rendre de très grands services.

OBSERVATION IV

M. Legrand du Saule. (Traitement de la manie par l'opium. *Annales médico-psychologiques*, 1859).

Marie C... est une jeune fille de vingt ans, d'une rare beauté, d'une constitution robuste, d'une santé habituelle excellente. Orpheline dès son bas âge, elle a été recueillie par des personnes charitables qui l'élevèrent dans de bons principes; mais à l'âge de seize ans elle s'enfuit du domicile de ses parents d'adoption, pour suivre à Paris un jeune étudiant en droit. Devenue mère à dix-sept ans, abandonnée par son amant, elle revint à Dijon, sa ville natale, plaça son enfant chez une personne âgée qui en eut soin et entra comme domestique chez un magistrat. Pendant trois ans sa conduite fut à l'abri de tout reproche, lorsqu'un jour, sans cause appréciable, sans prédisposition héréditaire, un violent accès de manie aiguë fit explosion chez elle. Elle sort à peine vêtue de chez ses maîtres, se livre à mille extravagances dans les rues, et s'en va, tout en riant et en chantant, dans une caserne d'infanterie, où elle demande à grand bruit un emploi de cantinière. Arrêtée sur-le-champ et mise à la disposition de la police municipale, elle est conduite le soir même à l'asile public d'aliénés, sur un arrêté d'urgence du maire.

Le lendemain 2 décembre 1851, Marie est très agitée; elle tient les propos les plus incohérents, chante des couplets obscènes, pousse de longs et bruyants éclats de rire, et nous crache au visage.

Elle prend dans la journée un bain de deux heures.

3 décembre. En se levant, Marie casse huit carreaux dans le dortoir et se blesse au poignet. Placée sur-le-champ dans une cellule, elle essaye d'en briser la porte en frappant du pied avec violence, puis elle se roule à terre en poussant des cris perçants. Dans la journée, elle reste pendant trois heures dans un bain à 27 degrés.

4 décembre. Même agitation. Nous parvenons à lui faire boire une bouteille d'eau de Sedlitz.

5 décembre. L'excitation de Marie croît chaque jour. Potion avec 2 centigrammes et demi d'extrait gommeux d'opium.

6 décembre. Même état. Potion *ut suprà*.

7 décembre. 5 centigrammes d'opium.

8 décembre. Plus d'agitation encore que la veille ; le médicament est porté à la dose de 7 centigrammes et demi.

9 décembre. L'exaspération de notre malade est plus prononcée encore ; ce matin elle a arraché le voile d'une sœur et maltraité une infirmière.

La camisole de force peut à peine la contenir, elle cherche à la déchirer avec ses dents. 10 centigrammes d'opium dans la journée.

11 décembre. L'agitation augmente toujours. 15 centigrammes d'opium.

13 décembre. L'opium est porté à la dose de 17 centigrammes et demi.

15 décembre. L'accès de manie est évidemment arrivé à son plus haut paroxysme.

16 décembre. L'opium est brusquement supprimé.

20 décembre. Marie est assez calme, elle cherche à rassembler quelques idées, mais il y a encore un voile épais qui obscurcit l'intelligence.

25 décembre. Notre jeune fille va de mieux en mieux ; je l'ai trouvée ce matin ourlant un mouchoir et chantant un cantique religieux.

Interrogée par mon chef de service, elle déclare avoir parfaitement le souvenir de la crise qu'elle vient de traverser, elle se souvient de ses extravagances, en paraît honteuse, et s'excuse de son mieux.

30 décembre. Le calme se soutient, l'intelligence est parfaitement nette. Marie travaille à l'atelier de couture ; elle est assez gaie, chante quelques romances, se montre obligeante envers tout le monde, console et distrait ses compagnes.

14 janvier 1852. Marie quitte l'asile dans un état irréprochable ; elle est parfaitement bien guérie.

25 mars. Une aussi belle cure devait se maintenir ; elle s'est maintenue. Marie vient d'entrer à l'asile comme infirmière.

OBSERVATION V

Ibidem.

M. F..., âgé de 45 ans, est marié, père de deux enfants ; il est commerçant dans une petite ville de la Côte-d'Or.

F... a été assez bien élevé, il est intelligent, laborieux ; il a des principes moraux, des croyances religieuses, des goûts simples, un caractère doux, un genre de vie régulier.

Agé de 20 ans, F... a fait son tour de France comme ouvrier cordonnier. Enrôlé sous la bannière des compagnons du devoir, il prit part un jour à l'une de ces rixes si fréquentes entre ouvriers compagnons de sectes différentes. La lutte fut terrible, le sang coula ! F... fut arrêté, jugé et condamné à un an de prison.

La durée de son incarcération modifia beaucoup son caractère ; de gai qu'il était, il devint sombre et taciturne.

A l'expiration de sa peine, F... revint dans son pays ; il s'y maria et monta un petit commerce de quincaillerie.

Ses affaires prospérèrent au point qu'il fit construire une maison, pendant le cours de l'année 1850, dont il voulut lui-même être l'architecte. N'ayant point observé l'alignement dans toutes ses exigences, l'administration préfectorale lui suscita des embarras qui le tourmentèrent beaucoup.

Au milieu de préoccupations aussi inquiétantes, F... perd sa fille âgée de 12 ans, à laquelle il portait la plus tendre affection. En proie au plus violent désespoir, sa raison s'égare.

A son entrée à l'asile public de Dijon le 27 avril 1851, nous constatons que F... est atteint de manie, caracté·risée par une incohérence assez grande des idées, accompagnée de loquacité, mais sans trop d'agitation ; cet état persiste trois jours.

1er mai. Il est extrêmement excité : il parle, chante et crie, se croit évêque, donne des bénédictions à tout le monde.

Lorsqu'on l'interroge, il dit qu'un étau invisible lui presse sa tête et que le tonnerre n'est autre chose qu'un élément sorti de sa cervelle.

Il prend un bain frais de deux heures dans la journée.

2 mai. Une bouteille d'eau de Sedlitz.

3 mai. Potion avec 5 centigrammes d'opium.

5 mai. L'agitation augmente. 7 centigrammes et demi d'opium.

7 mai. Le malade est de plus en plus excité. Il prend 10 centigrammes d'opium.

9 mai. Ce matin, F... a frappé un infirmier et lacéré ses vêtements. L'opium est porté à la dose de 12 centi-grammes et demi.

11 mai. 15 centigrammes d'opium.

13 mai. Trois personnes suffisent à peine pour le camisoler. 17 centigrammes et demi.

15 mai. L'état d'exaltation de F... croît chaque jour 20 centigrammes d'opium.

17 mai. L'agitation du malade est indescriptible. 22 centigrammes et demi.

19 mai. Même état. 25 centigrammes.

21 mai. L'emploi du médicament est brusquement supprimé.

27 mai. F... n'a plus la camisole, il se promène dans son préau avec assez de calme. Il emplit ses poches de petits cailloux auxquels il accorde une valeur très considérable.

31 mai. Au sortir d'un bain prolongé, F... est tout à fait calme.

6 juin. F... raisonne d'une manière assez satisfaisante, il est calme. Sur sa demande, il quitte le quartier des agités.

10 juin. L'amélioration continue.

15 juin. F... va de mieux en mieux, il travaille au jardin.

20 juin. Notre convalescent est triste aujourd'hui, il s'inquiète beaucoup de ses affaires, et exprime le désir de voir sa femme.

27 juin. Madame F... est venue voir son mari, elle s'est longuement entretenue avec lui, et dans sa conversation, F... a déclaré ne vouloir quitter l'établissement qu'après avoir donné au médecin toutes les garanties désirables de guérison.

15 juillet. F... quitte l'asile dans un état physique et mental très satisfaisant.

OBSERVATION VI

Ibidem.

Madame C..., âgée de quarante-quatre ans, a toujours habité la campagne et vécu dans l'aisance ; elle est mariée et mère d'un seul enfant. D'un tempérament sanguin, d'une santé physique habituelle excellente, elle ne se trouve exposée à aucune affection héréditaire. La menstruation a toujours chez elle suivi son cours norm.al

Dans les premiers jours du mois de novembre 1851, madame C... perdit, après une courte maladie, sa petite fille qui entrait alors dans sa treizième année. Elle en conçut une douleur tellement vive, que sa raison s'égara et qu'un délire très aigu fit brusquement explosion.

Placée à l'asile de Dijon le 15 novembre, cette dame ne tarda pas à être camisolée et conduite aux cellules, car quelques heures après son entrée dans l'établissement elle était en proie à l'agitation la plus furieuse.

16 novembre. Bain de quelques heures, auquel succède un peu de calme.

17 novembre. L'excitation a reparu avec la même intensité que l'avant-veille. Lavement purgatif.

18-19 novembre. Même état. Potion avec 5 centigrammes d'extrait d'opium à prendre en trois fois.

20 novembre. Madame C... s'agite davantage. Potion avec 10 centigrammes d'extrait d'opium.

21 novembre. La malade chante, crie et gesticule avec fureur. Potion avec 12 centigrammes d'extrait d'opium.

22 novembre. L'agitation croit toujours.

23 novembre. Madame C..., à laquelle on avait laissé les mains libres, a lacéré ses draps et couvertures, et se précipite avec violence sur la première personne qui pénètre dans sa cellule. Potion avec 15 centigrammes d'extrait d'opium.

24-25 novembre. La malade est dans un état d'exaspération qu'il serait difficile de décrire.

26 novembre. L'agitation maniaque ne faisant évidemment que croître sous l'influence du médicament, le médecin en chef en prescrit la suppression complète

29 novembre. L'excitation tend à diminuer.

1er décembre. Madame C... est calme. Nous la trouvons, à la visite, occupée à un ouvrage de couture ; elle fond en larmes aussitôt qu'elle nous aperçoit.

5 décembre. Madame C... s'est entretenue pendant quelques minutes avec son mari ; elle est gaie, polie et respectueuse. Son langage ne présente pas le plus léger vestige de déraison.

Des soins spéciaux et de grandes précautions évitèrent d'abord une rechute et favorisèrent ensuite la convalescence qui fut franche et complète.

Le 22 décembre, madame C... rentra dans sa famille.

OBSERVATION VII

Ibidem.

Augustine L... est une femme de trente-huit ans, mariée et mère de trois enfants. Douée d'une intelligence peu commune, Augustine a reçu de l'éducation dans un pensionnat ; elle est très active, a un caractère vif et enjoué. Elle est d'un tempérament nerveux et a toujours joui d'une bonne santé ; ses parents n'ont jamais été frappés d'aliénation mentale.

Dans le courant du mois de mai 1851, Augustine éprouva les plus vives contrariétés, en voyant l'avenir de ses enfants compromis par la perte d'une somme d'argent assez considérable ; elle résolut d'apporter dès lors la plus stricte économie dans son ménage, et de remplacer elle-même l'ouvrière qu'occupait son mari.

Pendant plus d'un mois elle passa les nuits à travailler, se reposant à peine deux heures et prenant, pour se tenir éveillée, plusieurs tasses de café.

Le 5 juin, Augustine se mit au lit, accusant une céphalalgie très douloureuse, un embarras gastrique très prononcé, une certaine prostration des forces. Elle ne tarda pas à présenter de l'incohérence dans les idées et les paroles, et à s'agiter. L'autorité locale prit une prompte et sage mesure, et envoya d'urgence la malade à l'asile des aliénés de la Côte-d'Or.

Elle arrive dans l'établissement le 26 juin, en proie à la plus vive excitation ; elle pousse des cris perçants et frappe les personnes qui l'approchent. Camisolée tout de suite, elle est conduite au quartier des agitées.

Dès le lendemain de son entrée, elle fut purgée à de fréquents intervalles, prit des bains froids très prolongés, reçut des affusions sur la tête, et fut, en un mot, soumise au traitement le plus rationnel et le mieux approprié. Tous les moyens employés échouèrent, l'agitation violente de la malade persiste avec la même intensité pendant deux mois, ce qui fit écrire au médecin en chef de l'hospice, dans un certificat envoyé à M. le préfet qu'Augustine était atteinte de manie chronique.

Le 25 août, tout traitement fut suspendu en désespoir de cause, et la malade resta jusqu'au 1ᵉʳ octobre dans le même état d'agitation et de délire.

Enfin l'opium fut employé à la dose de 3 centigrammes d'abord dans une potion. Malgré la répugnance de la malade pour toute espèce de médicaments, nous parvînmes à le lui faire prendre, et bientôt nous élevâmes successivement l'opium jusqu'à la dose de 25 centigrammes. Sous l'influence de ce médicament, la malade s'excita encore plus violemment qu'auparavant, elle devint furieuse, inabordable ; mais lorsque la potion opiacée lui fut brusquement supprimée, le délire et l'agitation suivirent une marche décroissante, rapide.

Le 1ᵉʳ novembre, Augustine était fort calme et tout à fait en convalescence. Nous la conservâmes quelque temps encore, et le 2 janvier 1852, elle retournait auprès de ses enfants, pleine de vie et de santé. Cet état ne s'est point démenti depuis, nous sommes en droit de le certifier.

OBSERVATION VIII

Ibid.

Une fille publique, âgée de 40 ans, d'origine pololonaise, la nommée Kles..., est entrée à l'asile de Dijon à la fin de mars 1851, pour y être traitée de manie aiguë. C'est une femme d'un tempérament bilieux, d'une taille élevée, d'un embonpoint médiocre, d'un caractère violent et emporté.

Depuis huit jours, elle fait mille extravagances, sautant, dansant, frappant, mais ne disant mot; elle a tenté deux fois de s'ouvrir les veines avec un morceau de verre. A son arrivée, la malade pousse de temps en temps un long cri plaintif, refuse les aliments et conserve un mutisme obstiné. L'ayant fait reconduire au bain le lendemain matin, je lui administrai une douche; ce procédé l'irrita à outrance, mais elle mangea et parla aussitôt.

Quelques jours après, Kles... nous raconta très longuement son histoire, dans ses détails même les plus abjects, et s'excita peu à peu jusqu'à entrer en fureur et à lever la main sur nous. Le soir de cette scène, la malade présenta un grand désordre dans les idées, une incohérence de langage et une volubilité excessives, une agitation que rien ne put calmer. Cet état, contre lequel fut dirigé sans succès la plus active médication, persista pendant plus d'un mois, lorsque mon chef de service résolut de recourir à l'opium.

Dans ce cas particulier comme dans les précédents, le médicament fit promptement merveille, et au bout de vingt-un jours, alors que la malade en prenait 30 centigrammes en potion, l'opium fut supprimé. Un calme de bon augure survint presque aussitôt, et la malade entra rapidement en convalescence. Elle sortit bien guérie.

OBSERVATION IX

Ibid.

Catherine L... est une pauvre femme de la campagne, âgée de 66 ans, dont l'entrée à l'asile de Dijon remonte à cinq ou six ans.

Veuve depuis longtemps, Catherine, dont les habitudes d'ivrognerie étaient journalières, se vit bientôt abandonnée par ses propres enfants, auxquels sa mauvaise conduite n'inspira que le dégoût. Tombée dans le plus grand dénûment, mendiant son pain et se voyant pourchassée par tout le monde, cette femme perdit la raison.

Depuis le jour de son arrivée à l'asile, Catherine n'a jamais quitté le quartier des agitées; toujours en proie à une violente excitation, elle appelle et insulte de la façon la plus grossière les préposés au service de l'établissement. Souvent on la voit jeter à la tête des autres malades tous les objets qui lui tombent sous la main, et si pour la punir on la renferme dans sa loge pendant la journée, elle vocifère de la manière la plus bruyante, et pousse, jusqu'à ce qu'elle soit complètemnt enrouée, le cri : à l'assassin.

Cette femme, pour laquelle les jours sont sans repos et les nuits sans sommeil, a été traitée, dans les commencements de sa maladie, avec la plus grande sollicitude. Les secours de l'art ayant successivement échoué elle a été considérée comme atteinte de manie chronique, taxée d'incurabilité, entourée seulement des soins hygiéniques nécessaires, et mise au régime commun des malades.

Le 1er septembre 1851, elle prend une potion **avec** cinq gouttes de laudanum liquide de Sydenham; chaque jour la dose est élevée d'une goutte, et lorsque la potion fut supprimée le 4 novembre suivant, la malade était progressivement arrivée à prendre 65 gouttes de laudanum dans la journée.

Jamais à aucune époque de sa maladie, Catherine ne présenta plus grande agitation que pendant les deux mois qu'elle prit sa potion. Sans cesse camisolée, tant elle devint violente, elle se livra sans frein à tous les emportements de la fureur. Elle mangeait peu, ne dormait point, et poussait jour et nuit des cris entremêlés d'injures, d'imprécations, de blasphèmes, de propos orduriers, etc. Rien n'égalait alors sa volubilité, et chaque flot de paroles était accompagné d'un ptyalisme tout particulier.

Aussitôt que le laudanum fut supprimé, la malade commença à devenir moins agitée, puis elle se calma progressivement.

Nous avons vu succéder à cette crise qui a été longue et terrible, à ce surcroît si manifeste d'excitation provoquée par la médication narcotique, la perte presque complète de la voix. C'est un phénomène commun qui s'observe fréquemment chez les aliénés, mais qui, peut-être ici, a été causé par l'ingestion prolongée du laudanum; car les auteurs rapportent un certain nombre d'observations où l'intoxication narcotique ou saturnine aurait déterminé des aphonies.

Catherine, après avoir entièrement recouvré la voix, l'intelligence et la raison, quitte l'asile dans l'état physique et mental le plus satisfaisant.

OBSERVATION X

Publiée dans la *Gazette médicale de Lisbonne*, par M. le docteur Silva Beirao, traduite et analysée par M. le docteur Laffite dans les *Annales médico-psychologiques* de 1869.

Voici, en résumé, les détails principaux de l'observation dont il est question : il s'agit d'un cas de guérison de manie orgueilleuse avec agitation et penchant à la violence, traité par les injections hypodermiques de morphine.

Madame X..., âgée de vingt ans, d'un tempérament nervoso-sanguin, récemment accouchée, nourrissait son enfant; pas d'antécédents héréditaires fâcheux; on avait remarqué une très légère excitation. Le vingt-cinquième jour après l'accouchement, sans qu'aucune raison physique ou morale pût expliquer une aussi subite transformation, vers neuf heures du soir, l'excitation augmenta, et vers quatre heures du matin, la malade était dans un état d'agitation très grand : délire général avec prédominance d'idées orgueilleuses, propos injurieux, langage tellement obscène qu'il était nécessaire de surveiller la malade et de la séparer des autres aliénées.

Quoi qu'il en soit, du 21 octobre 1866 jusqu'à la fin de janvier 1867, diverses médications furent essayées

sans le moindre succès, l'agitation et la malpropreté
étant telles, que la malade dût être maintenue dans la
section des agitées et des gâteuses. La menstruation,
pendant tout ce temps, était régulière, et la sécrétion
lactée avait disparu sans accident.

Les injections hypodermiques d'acétate de morphine
furent commencées le 4 février 1867, à la dose de dix
gouttes. On trouvera dans le tableau suivant les détails
qui sont relatifs à ces opérations et à leurs résultats. Ce
tableau indique les jours du mois où furent répétées ces
injections, avec la quantité injectée et les effets
produits :

Les injections ont été faites au moyen de la seringue
de Béhier, dont deux divisions contiennent un centigramme de sel de morphine.

Quantième	Nombre de gouttes injectées	Effets thérapeutiques
4 février 1867	10 — —	Sans effet sensible.
6 — —	10 — —	Narcotisme profond.
8 — —	10 — —	Moins agitée.
20 — —	10 — —	Très agitée.
21 — —	20 — —	Nuit moins agitée.
26 — —	20 — —	Même état.
28 — —	20 — —	Sans résultat.
2 mars —	10 — —	Plus calme.
4 — —	10 — —	Beaucoup plus calme.
7 — —	10 — —	Chaque fois plus calme.
9 — —	10	
12 — —	10	
14 — —	10	
17 — —	10 — —	La malade recouvre promptement la raison et le calme.

Le 25 mars, la malade quitte l'hôpital parfaitement
guérie.

OBSERVATION XI

Madame X..., âgée de 35 ans, entre à l'asile de Bron à la fin du mois d'avril de l'année 1877, pour une manie aiguë datant de huit jours.

Antécédents héréditaires. — Sa mère a toujours présenté un caractère excentrique, elle est connue dans son quartier pour la bizarrerie de ses habitudes et de son allure. Une de ses sœurs a eu un accès de manie dont elle a parfaitement guéri.

Antécédents personnels. — Point de graves maladies antérieures, pas de syphilis, .pas d'habitudes alcooliques ; mais caractère nerveux, irritable, mobile. Les règles, survenues à 16 ans et demi, ont été fréquemment irrégulières et, en général, peu abondantes. A présenté à plusieurs reprises de la dyspepsie et de la gastralgie. Pas d'écoulement leucorrhéique, pas de crises hystériques. Deux enfants bien portants.

Le début de l'affection, qui remonte à une semaine, a été précédé par de l'insomnie, de l'inquiétude et une tendance insolite au mouvement. Il a éclaté brusquement sous l'influence d'une émotion morale très vive. La malade passait dans une rue, quand elle voit un enfant faire une chute d'un deuxième étage et se tuer à ses pieds. Elle se figure que c'est l'un des siens, devient aussitôt très agitée et ne reconnaît plus ses enfants quand on les lui présente.

A l'entrée, on constate un délire maniaque d'une violence inouïe et qui présente tous les caractères classiques de cette affection. Depuis cette époque jusqu'au mois de février de l'année 1878, le délire persiste avec une acuité exceptionnelle, sans que les bains tièdes

prolongés, le chloral, les antispasmodiques longtemps continués, produisent une sédation de quelque
importance.

Pendant cette longue période, la température, toutes
les fois qu'on l'a prise, n'a jamais été plus élevée que
celle qu'il est de règle d'observer dans la manie. Pas
de complications intercurrentes autres que de légers
embarras gastriques qui ont cédé facilement aux purgatifs. Les règles, très irrégulières, ont été ordinairement précédées et suivies d'une recrudescence de
l'excitation. Le mois d'août a été signalé par un calme
relatif.

Au mois de février 1878, l'état mental ne s'est nullement modifié : tout porte à croire que la guérison
spontanée est improbable, et qu'il faut redouter le pas-
sage de l'affection à l'état chronique. Anémie. Léger
bruit de souffle à la base. La malade est gâteuse.

Le 17, on administre vingt gouttes de laudanum en
potion, et l'on augmente la dose de cinq gouttes chaque
jour. Cette médication ne produit les premiers jours
aucun effet notable, aucune amélioration.

19 mars. La dose est actuellement de cent cinquante
gouttes de laudanum. Depuis quelques jours, il existe
une certaine amélioration. Le sommeil est plus prolongé, les périodes de rémission plus longues et plus
nombreuses.

30 mars. Deux cents gouttes. L'amélioration se soutient. La malade peut déjà être occupée de temps en
temps à certains travaux d'intérieur. Elle ne gâte plus.

15 avril. Deux cent soixante-quinze gouttes. L'amélioration s'accentue de plus en plus. L'embonpoint
revient.

21 avril. Trois cents gouttes. Hier, la malade a vomi

sa potion et une partie des aliments qu'elle a pris. Ce matin, elle est déprimée, éprouve une vive céphalalgie. Les pupilles sont un peu contractées. On supprime la potion.

22 avril. Il persiste toujours un peu de somnolence. Infusion de café.

25 avril. Tous les symptômes désignés ci-dessus ont disparu.

A partir de cette époque, l'état mental devient de plus en plus satisfaisant; cependant le retour des règles est encore accompagné d'une légère excitation qui nécessite encore le retour à l'asile. Traitement tonique..

7 septembre 1878. La malade sort de l'asile complètement guérie.

OBSERVATION XII

Mademoiselle......, âgée de 27 ans, célibataire, entre à l'asile à la fin de février 1879; elle est amenée par un de ses parents qui nous donne les renseignements suivants :

Antécédents héréditaires. — Il n'y a pas d'aliénés dans sa famille, cependant sa mère est hystérique et son père est atteint d'un bégayement assez prononcé; un de ses frères est mort à l'âge de 7 ans à la suite de convulsions, une de ses sœurs est morte à 14 ans d'une affection cardiaque.

Antécédents personnels. — Pas d'épilepsie. Conduite régulière; la malade, par suite de déformations rachitiques, n'a pu marcher qu'à l'âge de 5 ans. Jamais elle n'a présenté des crises hystériques, mais elle avait un caractère changeant, capricieux, était habituellement constipée et souffrait de troubles dyspeptiques. Les règles survenues à 14 ans ont toujours été régulières. Développement intellectuel normal. Instruction primaire.

Mobile et impressionnable, cette jeune personne fut très effrayée par les événements de 1870-1871 et présenta à cette époque un ictère non fébrile qui dura environ un mois et demi, sans qu'on eût remarqué la moindre conception délirante.

Le début de la maladie mentale remonte à un mois environ ; il a éclaté sans cause appréciable. Au milieu de la nuit la malade se réveille brusquement et ressent une vive frayeur que rien ne peut expliquer. Cet état d'angoisse dure environ deux heures et fait place à un calme complet. Il n'y a pas eu d'hallucination. Le lendemain, même épisode, mais le calme ne revient pas entièrement et pendant quelques jours il reste de l'inquiétude et une grande émotivité. Huit jours avant l'admission à l'asile, céphalalgie intense, retour des angoisses précédemment décrites auxquelles s'ajoutent quelques idées de persécution peu marquées et fugaces, il est vrai. Refus de prendre les remèdes présentés, parce qu'ils contiennent du poison, méfiance continuelle éveillée par les faits les plus insignifiants ; puis enfin, excitation maniaque qui nécessite l'internement dans un asile.

A l'entrée on constate :

Symptômes ordinaires de la manie. Agitation extrême, incohérente. La malade rit, chante, ne peut occuper la même place pendant quelque temps. Sa physionomie change continuellement d'expression. Impossible de fixer son attention sur quoi que ce soit. Paraît avoir des hallucinations sensorielles fugitives. Langue saburrale, constipation, insomnie.

Traitement : Bains de trois heures, potion au chloral.

1ᵉʳ avril. Aucune amélioration. Comme pendant les premiers jours de son admission la malade présente des périodes de calme relatif pendant lesquelles elle travaille, répond à peu près aux questions qu'on lui adresse et des périodes d'excitation excessive. Il est à noter que l'époque menstruelle augmente le délire.

Muqueuses conjonctivales et buccale décolorées, pouls sans tension, amaigrissement. Traitement tonique.

On administre 20 gouttes de laudanum et l'on augmente de cinq gouttes tous les jours.

16 avril. Pas d'amélioration. L'écoulement menstruel qui revient a cette époque est précédé et suivi d'une recrudescence dans les phénomènes morbides. Pupilles normales. La température n'offre rien d'exceptionnel. Pouls à 68.

Les fonctions digestives s'accomplissent assez bien.

30 avril. 170 gouttes de laudanum. Les périodes de calme paraissent durer plus longtemps.

10 mai. 220 gouttes. Amélioration manifeste se traduisant par la diminution de l'insomnie et de l'excitation et la durée plus grande des périodes de calme.

20 mai. 220 gouttes. L'amélioration s'accentue. La malade répond assez bien aux questions, travaille un peu, mais continue à rire et à grimacer. Le retour des règles s'est accompagné d'une véritable période d'excitation.

8 juin. La malade se plaint de céphalalgie, sécheresse à la gorge, d'insomnie. A des nausées, constipation. Pupilles un peu contractées.

On supprime brusquement la potion et l'on administre du thé.

9 juin. Diarrhée intense ; la malade est déprimée. La pupille paraît toujours un peu contractée.

12 juin. La malade dort bien la nuit, ne présente plus comme symptômes intellectuels anormaux qu'une tendance insolite au rire, et une vivacité anormale qui s'atténue tous les jours.

25 juin. Etat très satisfaisant.

14 juillet. Cette nuit, le sommeil a été troublé par des cauchemars. Ce matin, la malade est inquiète, portée au mouvement, ne peut travailler comme les jours passés. Langue bonne, appétit conservé. Température normale.

16 juillet. Les règles ont apparu cette nuit. L'excitation est plus marquée.

20 juillet. L'état mental est bon.

14 août. Le retour de l'écoulement menstruel n'amène pas de rechute.

1er septembre. Exeat.

OBSERVATION XIII

Madame....... lingère, âgée de 24 ans, mariée, entre à l'asile le 22 juin 1879. Un de ses grands oncles a été aliéné. Son père est bien portant, sa mère est morte peu de jours après ses dernières couches d'une affection indéterminée.

Ses antécédents personnels ne présentent rien de remarquable ; la menstruation survenue à 15 ans a toujours été régulière.

Il y a quinze jours, la malade a accouché d'un enfant à terme, mais fort chétif. Vers le huitième mois de sa grossesse, elle a fait une chute à la suite de laquelle elle a éprouvé de violents maux de tête et des douleurs abdominales. Pas d'albuminurie ni de crises éclamptiques.

Quelques jours après la délivrance, son caractère change, elle devient irascible, parle seule; elle cesse alors d'allaiter son enfant, mais son état ne fait que s'aggraver. Elle est très agitée, a des hallucinations de la vue qui lui montrent des araignées et des animaux effrayants ; parait avoir également des hallucinations de l'ouïe et parle à des interlocuteurs imaginaires.

A l'entrée :

La malade est affaissée, profère à voix basse des mots incompréhensibles, fait avec les mains des mouvements comme pour saisir des objets qui n'existent pas. Langue sèche, noirâtre, fendillée; gencives fuligineuses. Température axillaire du matin 39°4. La palpation ne fait point sentir d'empâtement ni de tumeur dans l'abdomen; le toucher rectal ne révèle rien d'anormal; il y a un écoulement vaginal fétide. Les seins ne sont pas engorgés et contiennent peu de lait. Depuis cette époque jusqu'aux premiers jours de juillet, on constate l'existence d'une fièvre continue dont le maximum est matutinal et atteint 40 degrés. Il y a du ballonnement du ventre, une constipation opiniâtre, un peu de douleurs à la pression dans les fosses iliaques et un écoulement vaginal fétide.

Traitement : Sulfate de quinine, injections vaginales, phéniquées. L'état général est analogue à celui qu'on observe dans les formes ataxo-adynamiques de la dothiénentérie.

11 juillet. — La fièvre a complètement cessé, mais l'excitation croît à mesure que les forces reviennent.

14 juillet. Agitation extraordinaire. Insomnie; refus presque absolu des aliments. Le chloral, les antispasmodiques tels que l'éther, le bromure restent sans résultats.

20 juillet. Potion avec 20 gouttes de laudanum. Augmentation de 5 gouttes tous les jours.

25 juillet. Aucune amélioration ; la température est normale dans les périodes de calme et atteint 38 à 38°5 dans les phases d'agitation qui paraissent même plus intenses et plus nombreuses qu'au début.

30 juillet. 76 gouttes. Depuis deux jours amélioration légère ; la malade a un peu dormi, elle mange davantage. On peut lui ôter la camisole pendant une grande partie de la journée. Pas d'écoulement menstruel depuis l'admission.

5 août. Rechute.

10 août. Nouvelle amélioration.

15 août. L'amélioration persiste.

25 août. Etat tout à fait satisfaisant.

1er septembre. La malade, réclamée par son mari, sort de l'asile sans avoir eu ses règles.

OBSERVATION XIV

Madame X..., âgée de 22 ans, domiciliée à Lyon, entre à l'asile en janvier 1880.

Les renseignements que l'on peut obtenir de son mari, nous apprennent peu de choses sur les antécédents héréditaires de cette femme. Elle a onze frères qui sont également sains de corps et d'esprit.

Antécédents personnels : Pas de maladies antérieures, pas d'excès d'aucune nature, pas d'accidents hystériques. Mariée depuis trois ans, elle est devenue enceinte il y a dix-sept mois, et après une grossesse exempte de complications et un accouchement tout à fait heureux elle a allaité son enfant pendant 7 mois, puis s'est engagée comme nourrice à Saint-Etienne il y a quinze jours environ. Il y a huit jours, on a écrit à son mari qu'elle était devenue aliénée. Il l'a ramenée chez lui et s'est vu forcé de demander son admission à l'asile car elle était en proie à une excitation maniaque très grande, pendant laquelle elle le frappait, essayait de jeter son enfant à terre, etc.

A l'entrée, la malade est assez calme, répond aux questions qu'on lui adresse, reconnaît son mari, mais ne se souvient pas de son enfant. L'appétit est conservé, la température normale, les pupilles égales, les seins sont tuméfiés par le lait, l'apparence robuste.

30 janvier. Même état. Administration de quelques purgatifs salins pour combattre un état catarrhal du tube digestif et arrêter la sécrétion du lait.

10 février. Agitation maniaque très prononcée. Chloral. Bains tièdes très prolongés.

25 février. Même état. Pas d'élévation de température au-dessus de 38°2 pendant les accès d'agitation. L'appétit est exagéré. Il y a un peu de constipation.

Potion avec 15 gouttes de laudanum avec augmentation de deux gouttes par jour.

6 mars. L'excitation est encore plus prononcée. On augmente la dose de 5 gouttes par jour.

10 mars. 45 gouttes. Même état. L'insomnie est très grande.

31 mars. 150 gouttes. Depuis deux jours le sommeil est plus calme et plus prolongé.

10 avril. L'amélioration persiste.

14 avril. 220 gouttes. La malade, bien qu'elle présente encore des périodes d'excitation, est dans un état assez satisfaisant. Elle comprend qu'elle a été aliénée, pleure alors en pensant au tort que lui fera certainement

son séjour à l'asile. Le sommeil est revenu. Pas d'écoulement menstruel depuis l'entrée. Pupilles normales.

22 avril. 260 gouttes. L'intelligence est tout à fait saine, pas de symptômes d'intolérance. On diminue la potion de 10 gouttes par jour.

25 avril. Etat très satisfaisant. On supprime la potion laudanisée.

5 juin. Retour des règles sans aucun signe de rechute. Exéat.

OBSERVATION XV

Mlle X..., âgée de 32 ans, est transférée, à la fin de février 1879, de l'asile de Sainte-Anne à celui de Bassens (Savoie). Cette demoiselle avait été arrêtée un mois auparavant, à Paris, dans une rue où elle se faisait remarquer par ses extravagances. Tout porte à croire que depuis quelques mois elle se livrait à la prostitution clandestine.

A l'entrée, on constate que cette femme présente tous les attributs de la pléthore; face colorée, système musculaire et adipeux très développé, rien au cœur, règles régulières et abondantes, pas de symptômes d'hystérie. Pouls fort régulier, appétit normal, digestions parfaites.

Les idées délirantes sont surtout de nature ambitieuse; cette demoiselle écrit des lettres où elle prend la qualité de reine de France; elle se croit destinée à jouer le rôle d'une seconde Jeanne d'Arc et à sauver sa patrie. Elle prend des allures de princesse, méprise les autres malades, et affecte de s'asseoir sur un siège plus élevé que celui de ses compagnes. Pupilles égales, pas de troubles de la parole, pas de contractions fribillaires des muscles de la langue ni de la face. Léger tremblement des extrémités. Pas de troubles appréciables de la sensibilité ni de la motilité. Idées érotiques. Accès de fureur à la moindre contrariété.

Cet état dure environ huit mois. Au mois de septembre, la malade devient de plus en plus irascible, le sommeil est agité, fréquemment interrompu; enfin, vers le 15 septembre, une contrariété éprouvée par la malade occasionne un accès de manie bien caractérisé : agitation, insomnie, refus des aliments, qui nécessite l'alimentation à la sonde. La température ne s'élève pas d'une façon notable. Rien aux poumons ni au cœur. Cet accès de manie ne coïncide pas, du reste, avec l'époque menstruelle. On administre 20 centigrammes d'opium sous forme de poudre de Dresde et l'on augmente de 10 centigrammes tous les jours.

Les trois premiers jours, l'excitation au lieu de diminuer paraît avoir augmenté, le quatrième jour n'amène aucun changement dans son état, le cinquième est marqué par une amélioration sensible dans tous les symptômes; le sommeil est beaucoup plus prolongé et plus calme.

Par suite de crtaines circonstances, la potion n'est pas administrée les deux jours suivants; l'agitation reparaît et va en augmentant.

On donne de nouveau l'opium à la dose initiale. Il se produit une amélioration soutenue.

On supprime la potion au bout de sept jours, l'amélioration persiste et s'accentue ; la malade, quelques jours plus tard, est revenue à son état ordinaire. Un vaste phlegmon de la jambe gauche, dont le point de départ siège au tiers supérieur de la partie externe du membre, ne modifie nullement l'état de la malade.

OBSERVATION XVI

M. X..., âgé de 43 ans, domicilié à Lyon, entre à l'asile de Bron à la fin de juillet.

Ce malade est un enfant naturel. Il a eu huit enfants, dont cinq vivent encore, deux garçons et trois filles, dont l'aînée présente une déviation de la colonne ; les autres sont bien portants.

Depuis quinze ans environ, il s'est adonné avec fureur à sa passion pour les alcooliques, ce qui lui était facile à cause de sa profession de garçon de peine chez un fabricant de spiritueux ; il est arrivé peu à peu à absorber chaque jour une quantité effrayante d'alcool, car, sans croire sa femme qui nous assure qu'il buvait un litre de liqueurs par jour, nous sommes bien obligés d'accorder quelque confiance à l'employé du commissariat de police, qui connaît le malade et sourit en nous disant que nous sommes loin de la vérité lorsque nous lui demandons s'il buvait la valeur de cinq à six petits verres de liqueur par jour.

Autant qu'il est possible de l'affirmer d'après les renseignements qui nous sont fournis, le malade paraît avoir présenté ces dernières semaines plusieurs accès de *delirium tremens*, sur lesquels nous avons peu de détails. Il est pourtant certain qu'alors il était agité, furieux et passait la nuit à vociférer. Il a été tourmenté ces derniers jours par des visions effrayantes, revenant surtout le soir et lui montrant des figures étranges, des masques, des scènes bizarres où il assistait à des tortures. Il a eu également des hallucinations de l'ouïe, consistant en bruit de cloches et bourdonnements divers.

A l'entrée, on constate :

Affaiblissement marqué des facultés intellectuelles, la mémoire des faits et des mots est surtout atteinte. Parole lente, hésitante, cherchée. Vue affaiblie au point que la lecture des caractères ordinaires est devenue impossible.

Motilité. — Parésie généralisée rendant la déambulation pénible et titubante et l'étreinte du malade presque imperceptible, surtout du côté gauche. Pas de tremblement des extrémités, contractions fibrillaires de la langue. Pupilles égales. Crampes douloureuses dans les jambes.

Sensibilité. — Le malade ne permet pas qu'on l'explore. Sensation de froid aux extrémités des membres inférieurs.

Nutrition. — Rien aux poumons ni au cœur; anorexie, soif vive, langue saburrale, pituite le matin, constipation opiniâtre.

24 juillet. Ce matin, après une nuit très agitée pendant laquelle le malade a crié à plusieurs reprises, on constate un tremblement très accentué des extrémités et même des membres quand le malade veut exécuter quelque mouvement de préhension ou de déambulation; même tremblement de la tête, de l'orbiculaire, des lèvres et de la langue. Il est à remarquer que ce tremblement apparaît et disparaît sans cause appréciable : ainsi hier il n'existait pas, ce matin à l'heure du premier déjeuner il était excessif, maintenant, 8 h. 1/2, il est déjà moins accentué. L'équilibration est fortement compromise, le malade refuse de faire quelques pas les yeux fermés, parce qu'il sent qu'il va tomber, impossibilité de se tenir sur un pied.

Ce soir, le gardien-chef de la division vient chercher

l'interne de garde pour ce malade qui est en proie à un accès de *delirium tremens* avec agitation extrême pâleur de la face, cris furieux, verbiage incohérent. Prescription d'une potion avec 15 centigrammes d'extrait gommeux d'opium à prendre par petites cuillerées. La moitié du médicament était à peine prise qu'il se produit une sédation bien appréciable; après avoir pris le reste, le malade est tout à fait calme, passé une bonne nuit et le lendemain se réveille dans un état assez satisfaisant.

A partir de ce jour, sous l'influence d'un traitement par les toniques et les amers, le malade présenta une amélioration progressive qui aboutit à une guérison complète.

OBSERVATION XVII

M. X..., âgé de 49 ans, entre à l'asile de Bron au commencement de février 1880.

Les renseignements que nous fournit son gendre sont très incomplets et laissent dans l'obscurité beaucoup de points très importants.

Antécédents héréditaires et personnels :

Il est probable qu'il y a eu des aliénés parmi les parents du malade, mais il nous est impossible de savoir quelque chose de précis sur l'état mental de ses collatéraux. Dans sa première enfance, il aurait à plusieurs reprises présenté des convulsions à la suite desquelles il aurait été atteint d'une paralysie faciale droite avec exophthalmie qui persiste encore actuellement.

A dix-huit ans, éclate un accès de manie dans les conditions suivantes. Le malade, travaillant à l'Hôtel-

Dieu entre par mégarde à l'amphithéâtre et voit plusieurs cadavres disséqués. Il en ressent un evive terreur et devient malade quelques jours après; il entre à l'Antiquaille où il fait un séjour de plusieurs mois.

Sorti guéri, il se marie et a six enfants dont quatre meurent en bas âge. Il lui reste deux filles dont l'une est mariée et ne présente rien d'anormal, mais dont l'autre, au dire même des parents, passe pour imbécile. Habitudes alcooliques invétérées, mais non poussées à l'extrême.

Il y a un an, léger accès d'agitation avec délire pendant une quinzaine de jours. Il y a trois semaines, nouvel accès très intense précédé d'une longue période prodromique pendant laquelle il devient irascible et cesse de travailler. A ce moment il s'est plaint d'avoir des hallucinations de la vue lui montrant des serpents; il a ressenti des crampes dans les membres, une sensation de froid aux extremités, des régurgitations de mucosités filantes le matin.

A l'entrée, on constate :

Agitation, délire incohérent, tremblement marqué des extrémités, athérome évident des radiales qui sont flexueuses. Paralysie faciale droite. Pas de paralysie des membres. Pupilles égales. Quelques hallucinations vagues de la vue et de l'ouïe. Battements du cœur sourds mais réguliers. Rien aux poumons. Percussion hépatique normale. Pas d'albumine dans les urines.

Du 4 février au commencement de mai, le malade prend quelques bains de trois heures et des potions au chloral qui ne modifient nullement son état. Au milieu de mai, il est soumis à un traitement en règle par les bains tièdes prolongés et le chloral, mais sans résultat. Souvent, au contraire, il arrive que l'excitation soit plus intense au sortir du bain.

Le 30 juin, on administre 5 centigrammes d'extrait gommeux d'opium et l'on augmente chaque jour la dose d'un centigramme.

Il se produit, au bout de quatre jours une amélioration très considérable, si bien que le malade est montré à la clinique pour deux motifs : d'abord comme type de maniaque alcoolique, puis comme maniaque amélioré par l'opium.

Pour la première fois, en effet, depuis son séjour à l'asile, il répond à propos aux questions qui lui sont adressées, dort bien la nuit, de sorte qu'il ne couche plus dans une cellule mais dans une chambre à côté du dortoir commun.

Cette amélioration persiste une quinzaine de jours, puis vers le 15 juin il reprend quelques accès d'agitation mais moins intenses et surtout moins longs qu'auparavant.

Actuellement, 25 juin, l'état est toujours le même ; depuis plusieurs jours la potion est augmentée de 2 centigrammes chaque fois. La dose est maintenant de 25 centigrammes.

OBSERVATION XVIII

Madame......, âgée de 37 ans, entre à l'asile de Bron les premiers jours du mois d'avril 1880.

Les antécédents héréditaires manquent complètement d'après la personne qui fournit les renseignements. Pas de maladies graves qui aient pu modifier l'état intellectuel de la malade. Dès la puberté, caractère nerveux, irritable et troubles hystériques qui ont du reste persisté jusqu'à présent, savoir : sensation de boule remontant de l'estomac au gosier, crampes d'estomac, palpitations.

A 17 ans, époque de l'apparition des règles, première période d'aliénation d'un mois environ de durée, caractérisée par un état dépressif avec tendance aux idées religieuses. Quelques années plus tard, nouvelle période analogue, mais d'une durée moindre.

Il y a un an, troisième période de six mois environ, pendant laquelle la malade est triste et tourmentée par un délire religieux que tous ses voisins ont remarqué.

Enfin, il y a huit jours, à la suite de règles très abondantes, apparition d'un état maniaque très intense. La malade se rend dans une petite chapelle voisine de son village, et après avoir fermé la porte, adresse une demande à la sainte Vierge, comme elle-mème l'a raconté plus tard. Voyant que ses vœux n'étaient pas exaucés, elle se met sur-le-champ à briser tous les objets du culte qu'elle peut atteindre.

Conduite à l'asile, elle nous présente les symptômes suivants :

Incohérence, mobilité excessive des idées et des gestes, tendance aux violences contre les personnes et les objets qui l'entourent, insomnie, souvent refus des aliments et des boissons. Dans cet état d'agitation, la malade se plaint encore parfois d'avoir au gosier la sensation d'un obstacle qui la gêne pour parler ou déglutir.

5 avril. L'excitation est extrême. La malade est constamment camisolée ; aussitôt qu'elle a les mains libres elle s'en sert pour briser les carreaux de vitre qui sont à sa portée. Insomnie persistante, soif intense, appétit conservé. Le malade gâte jour et nuit. Apyrexie.

Traitement. Potion avec deux grammes de chloral. Bains prolongés.

25 mai. L'état de la malade ne s'est nullement modifié. Elle garde la camisole jour et nuit, couche en cellule. Il est à remarquer que le retour des règles, qui sont peu abondantes, est marqué par une exagération des symptômes maniaques. Pas de signes d'anémie ni de pléthore. Appétit à peu près normal.

28 mai. Potion avec 2 centigrammes de chlorhydrate de morphine. On se propose d'augmenter la dose de deux centigrammes au bout de deux jours, puis d'un centigramme tous les deux jours.

4 juin. Sept centigrammes. L'excitation, au lieu de diminuer, a subi une recrudescence assez marquée. L'appétit a diminué. Pas de symtômes d'intolérance.

12 juin. Onze centigrammes. Amélioration légère.

16 juin. Treize centigrammes. La malade est décidément beaucoup mieux. Elle dort la nuit, ne gâte plus, ne casse plus les objets qui sont à sa portée, est assez calme pour qu'on lui ôte la camisole. L'appétit est normal. Les pupilles ne présentent rien d'extraordinaire. Aucun symptôme d'intolérance. Cependant il subsiste toujours une incohérence marquée. La dose de morphine n'est plus augmentée.

25 juin. L'incohérence est bien moindre. La malade répond parfaitement aux questions qu'on lui adresse. Elle travaille, prête son aide à celles de ses compagnes qui le réclame, mais manifeste des penchants érotiques. Sommeil normal. Bon appétit.

OBSERVATION XIX

Madame X..., âgée de 44 ans, mariée, entre à l'asile de Bron au milieu de mars 1880.

Rien à noter du côté des antécédents héréditaires ou pathologiques.

Il y a huit jours, à la suite de pertes d'argent, la malade est tombée dans un état d'agitation très considérable, qui n'a fait qu'augmenter et a nécessité son transport à l'asile. Il est à noter que le début de l'affection coïncidait avec l'époque menstruelle et que l'écoulement sanguin a fait complètement défaut.

A l'entrée :

Agitation maniaque, délire incohérent et furieux, qui rend cette malade très dangereuse, en raison de sa force musculaire, qui est très considérable. Tempérament pléthorique, muqueuses colorées, teint coloré, constitution excessivement robuste.

Le délire persiste avec toute son intensité jusqu'aux premiers jours d'avril, époque où les règ'es reviennent très abondantes et sont suivies d'une amélioration très notable, qui dure la plus grande partie du mois.

Mais quelques jours avant l'époque menstruelle suivante, c'est-à-dire dans les derniers jours d'avril, l'excitation maniaque reparait, et, chose curieuse, se trouve augmentée par l'écoulement sanguin.

Dès lors, la malade n'a plus un seul instant de calme. Elle est, du reste, très agressive soit en paroles, soit en actions. L'insomnie est persistante, les cris incessants, l'agitation extrême. L'appétit est tout à fait conservé.

Le traitement par le chloral et les bains tièdes prolongés reste tout à fait sans résultat. Les règles reviennent au commencement de mai et ne font qu'aggraver le délire. Pas de fièvre.

Le 22 mai. Potion avec 5 centigrammes de chlorhydrate de morphine. Le 24, la dose est augmentée de

2 centigrammes, puis de 1 centigramme tous les deux jours.

25 mai. L'agitation est plus grande que jamais, malgré les bains et le chloral.

1er juin. 8 centigrammes. Même état.

15 juin. 15 centigrammes. Depuis quatre jours, amélioration manifeste. On peut sortir la camisole à la malade, ses nuits sont assez bonnes. Le délire et l'incohérence subsistent encore, mais elle présente des périodes très courtes, il est vrai, pendant lesquelles elle pleure en pensant à sa famille et à ses affaires qu'elle a abandonnées. Elle se plaint d'une constipation opiniâtre, qui a été combattue par les purgatifs et l'usage de pilules de podophylline et belladone.

20 juin. L'amélioration ne s'est pas maintenue au même degré. La malade est en effet plus tranquille, travaille quelquefois à des travaux de couture, mais elle se livre parfois, sans rien dire, sans aucun geste extravagan, à des attaques contre les personnes qui l'entourent, et brise souvent les objets qu'elle peut saisir.

25. Même état, mais cependant il y a un mieux manifeste. 18 centigrammes de morphine. Pas de symptômes d'intolérance.

DISCUSSION ET CONCLUSIONS

Il me reste maintenant à tirer de cette série d'observations les déductions pratiques qui paraissent en découler logiquement. Or, dans tous ces cas (et j'aurais pu en citer un grand nombre d'autres non moins probants trouvés dans les ouvrages spéciaux), il me semble évident que l'opium a influencé singulièrement

l'excitation maniaque contre laquelle il était dirigé.
Les premières observations que j'ai rapportées des
principaux auteurs tendraient même à faire considérer
ce médicament comme un spécifique de la manie ; on
y voit, en effet, des maniaques guéris en un court espace de temps, un mois en moyenne, par l'opium ou
la morphine administrés à doses progressives. La su-
périorité de l'opium sur les autres moyens employés en
pareil cas peut même être mesurée, grâce à quelques-
unes de ces observations qui montrent des malades
guéris par ce moyen bien plus rapidement qu'ils ne
l'avaient été dans leurs accès antérieurs par une autre
médication. Sans être à beaucoup près aussi remarquables les cas que j'ai pu observer ou qui m'ont été com-
muniqués me semblent aussi suffisants pour démon
trer l'action bienfaisante des opiacés dans la manie. Leur
ensemble me paraît même plus intéressant; en effet, j'ai
relaté les observations de tous les agités que j'ai vu
traiter par l'opium, sans aucune restriction et quel que
fut le résultat thérapeutique. Or, il est facile de com-
prendre que les insuccès sont aussi et même parfois
plus précieux que les succès pour établir les indications
et les contre-indications d'un médicament.

Le laudanum, administré à doses progressives, m'a
paru avoir véritablement amélioré les malades des observations xi, xii, xiii et xiv. Le traitement, il est vrai,
a été assez long, et l'on m'objectera que la manie a
bien eu le temps d'évoluer pendant sa durée. Mais je
crois qu'il serait injuste de vouloir refuser dans ces cas
à l'opium toute influence pour deux motifs : d'abord
parce qu'il n'est pas de règle de voir la manie guérir si
rapidement et surtout si souvent, et ensuite parce que
l'administration du médicament a été suivie de phéno-

mènes à peu près identiques : c'est-à-dire qu'au début l'excitation, loin d'être calmée, a paru augmenter trois fois au moins sur quatre; que l'amélioration, sauf dans un cas, ne s'est produite que lorsque l'on avait atteint des doses élevées et toujours progressivement et peu à peu.

L'observation xv me semble également tout à fait en faveur de l'opium pour des motifs identiques.

L'observation xvi est celle d'un délire alcoolique rapidement amendé par l'extrait thébaïque.

L'observation xvii montre également bien l'action de ce médicament. Après une période d'excitation survient un calme assez considérable, qui, il faut le dire, ne se continue pas, ce dont il ne faut guère s'étonner, car cette observation est celle d'un homme qui présente certainement des lésions organiques d'origine alcoolique et dont la curabilité est plus que douteuse.

Mais les deux dernières observations ont une valeur incontestable pour la démonstration du point qui nous occupe. Les deux malades qui y sont étudiées sont soumises en même temps, au plus fort d'un accès maniaque très intense, à un traitement par la morphine, et en peu de jours, toutes deux, alors qu'elles prennent à peu près les mêmes doses, présentent le même jour une amélioration bien évidente qui, pour l'une d'elles, augmente rapidement, tandis que pour l'autre elle est à peu près stationnaire, du moins jusqu'à présent.

De ces faits résulte pour moi cette conviction intime que les opiacés produisent véritablement chez certains maniaques une amélioration indiscutable et que si la guérison n'en est pas toujours le résultat, du moins on peut souvent compter sur une amélioration.

Une deuxième question se présente, bien plus difficile, impossible même à résoudre dans l'état actuel de nos connaissances en aliénation. Quelles sont les indications et les contre-indications de l'opium dans l'excitation maniaque? La manie, en effet, n'est qu'un symptôme dont le point de départ est très variable; elle peut être produite par les états morbides les plus opposés et il serait fort utile de savoir dans quelle espèce nosologique l'opium doit être employé. Or, je le répète, la question me semble actuellement impossible à résoudre parce que les diverses modifications organiques qui peuvent s'exprimer par l'excitation maniaque nous sont encore inconnues, de même que les effets physiologiques de l'opium.

Dans la plupart des observations que j'ai recueillies dans les auteurs, le diagnostic nosologique de l'affection maniaque n'est pas même entrepris. Dans les faits que j'ai observés moi-même on voit des manies survenues chez des anémiques, des pléthoriques, des alcooliques, des femmes en état de puerpéralité, s'améliorer également sous l'influence des narcotiques qui, en aucun cas, n'ont aggravé l'affection.

Il me semble donc permis de formuler ces conclusions :

1° L'opium employé chez les maniaques produit ordinairement une phase d'excitation et de recrudescence dans les symptômes.

2° Après cette première période de durée variable survient une sédation qui peut arriver à la guérison. Cette sédation, du reste, d'après les cas que j'ai pu étudier, paraîtrait se produire également, quelle que soit la nature de la manie.

3° Jamais l'opium n'a produit, d'une manière définitive, l'aggravation de la manie ou sa transformation en délire aigu.